AF461200

DISSERTATION SUR L'HYDROPISIE DE POITRINE,

DANS LAQUELLE ON s'attachera à prouver, qu'il est toûjours bon de pratiquer la Ponction dans cette maladie, & qu'elle est susceptible, dans certains cas, de guérison Radicale.

Par Monsieur BERGEROU, *Medecin Royal, & Doyen de la Faculté de Pau.*

A PARIS,

Chez JACQUES GUERIN, Quay des Augustins.

M. DCC. XXXVI.

Avec Approbation & Privilége du Roi.

A MONSIEUR,

MESSIRE CHICOYNEAU, Conseiller d'Etat, & en la Cour des Comptes, Aides & Finances de Montpelier; Premier Médecin du Roi.

MONSIEUR,

J'EUS l'honneur de vous communiquer, il y a quelque tems, mes Observations sur la guérison radicale d'une Hydropisie de poitrine, arrivée après la ponction.

VOUS me fites la grace de me marquer en réponse, qu'il falloit en faire part au Public, afin d'inſpirer, par ce ſuccès, de la confiance pour une Operation qui n'eſt que trop négligée.

MON premier deſſein a été de faire ſimplement le détail de cette cure. Mais ayant fait attention que la pluſpart des Auteurs ne parlent pas de cette maladie, & que ceux qui en ont fait mention, ne nous en donnent qu'une idée très-ſuperficielle, j'ai crû qu'il étoit néceſſaire de donner une Diſſertation qui en développât toute l'Hiſtoire.

J'AI tâché, MONSIEUR, de remplir ce point de vûe dans cet Ouvrage, que je prends la liberté de vous offrir. Je ne préſume pas aſſez de moi, pour croire qu'il ſoit digne de paroître ſous vos auſpices; mais je puis au moins vous aſſurer, que je n'y avance rien qui ne ſoit fondé ſur des obſervations certaines & conſtantes.

Que je serois heureux, Monsieur, si contre mon attente, vous ne le trouviez pas indigne de votre suffrage : il suffiroit seul pour me répondre de celui du Public. Car personne n'ignore la maniere éclatante dont vous exercez la Médecine depuis si long-tems ; l'estime & la réputation que vous vous y êtes acquises, vous ont merité l'honneur d'être le premier Médecin de Sa Majesté.

Les places, qui se donnent à la sollicitation, à la protection, ou à la naissance la plus distinguée, n'ont rien d'aussi flatteur que celle que vous occupez ; elle a cet avantage singulier, qu'on ne la donne jamais qu'au seul merite personnel.

Le célébre Monsieur Chirac, qui m'honoroit de ses bontés, & dont je me fais gloire d'avoir été le disciple, l'occupoit avant vous très-dignement. Aussi sa mort causa-t-elle de grandes allarmes dans toute la France; mais à peine fûtes-vous choisi pour lui succéder, que tout le monde reconnut que cette perte, toute grande qu'elle étoit, n'étoit pas irréparable : on se félicita de voir le Beau-pere si parfaitement remplacé par son Gendre.

Puissiez-vous, MONSIEUR, *remplir une carriere encore plus longue que la sienne! ce sont les vœux que je ne cesserai de faire pour vous. Trop heureux si je pouvois par-là, vous marquer ma vive reconnoissance, & le très-profond respect avec lequel je suis,*

MONSIEUR,

Votre très-humble & très-obéissant serviteur,
BERGEROU.

DISSERTATION SUR L'HYDROPISIE DE POITRINE,

Dans laquelle on s'attachera à prouver, qu'il est toujours bon de pratiquer la Ponction dans cette maladie, & qu'elle est susceptible, dans certains cas, de guérison Radicale.

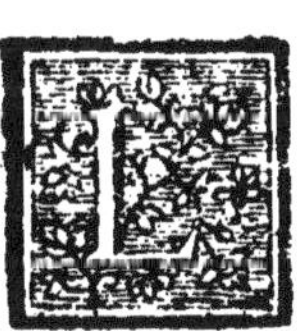

'HYDROPISIE de poitrine est une des maladies du corps humain, sur laquelle nos Auteurs nous ont fourni le moins de lumieres. La plûpart n'en parlent pas du tout, & ceux qui en ont traité, l'ont fait si succintement, qu'ils en ont à peine ébauché le caractere. Il faut sans doute qu'ils se soient crûs dispensés de décrire, avec soin, une maladie qu'ils ont toujours regardée comme incurable; ou peut-être bien ne l'ayant pas observée assez souvent dans leur pratique, comme quelques-uns le font pressentir, n'ont-ils pas voulu hazarder une description qui ne sçauroit être bien exacte si elle n'est faite d'après nature & dictée par l'observation. Quoiqu'il en soit, il est constant que les jeunes Medecins, qui n'ont pas encore acquis les lumieres de l'experience, ne sçauroient, sur ce qu'ils en disent, s'en former une juste idée; de sorte que j'ai lieu d'esperer qu'ils seront bien aises d'en trouver ici une description, qui puisse leur en faciliter la connoissance.

Le but principal que je me suis proposé en donnant cet Ouvrage au public, c'est d'inspirer de la confience pour la Ponction. Je n'écris à proprement parler que pour cela; & si les connoisseurs trouvent que j'ai raison d'en publier les avantages, le public ne peut qu'approuver mon dessein. Les hydropiques de poitrine doivent du moins m'en sçavoir bon gré, puisque je ne travaille uniquement qu'à faire adopter dans la Medecine un remede qui y est négligé depuis long-tems, & qui est pourtant le seul, qui puisse les garantir d'une mort prochaine.

Les personnes qui ne lisent que pour s'amuser, peuvent se dispenser d'entreprendre la lecture de cette Dissertation : ce n'est pas ici un Ouvrage d'esprit que je leur presente, ni une de ces productions d'une imagination badine qui ne cherche qu'à égayer le lecteur; c'est une question de Medecine que je dois traiter, matiére grave & serieuse, où la raison ne veut qu'instruire, & se plaît même à paroître sans art, & sans trop d'agrément, pour attacher uniquement l'esprit aux instructions qu'elle fournit. Tout ce que j'ai pû faire en faveur de ceux qui ne sont pas du métier (si toutefois il en est quelqu'un qui me fasse l'honneur de lire cet Ouvrage,) c'est de le dépouiller de mon mieux, de tous les termes de l'Art qui auroient pû en rendre la lecture desagréable, & de traiter cette matiére avec autant d'ordre qu'il m'a été possible pour leur en faciliter l'intelligence.

Je partagerai cet Ouvrage en quatre Sections : dans la premiere, je donnerai la description de cette maladie ; je parlerai dans la seconde de la maniere dont les humeurs sortent des routes de la circulation, pour s'épancher dans la poitrine ; je détaillerai dans la troisiéme les causes de l'Hydropisie de Poitrine ; j'exposerai enfin dans la quatriéme la maniere de la traiter.

SECTION PREMIERE;

Deſcription de l'Hydropiſie de Poitrine.

J'Entends par l'Hydropiſie de Poitrine, conſiderée en général, toute ſorte d'amas d'eaux qui ſe fait dans la poitrine. Il y en a de deux eſpeces. Quelquefois les eaux s'extravaſent dans la capacité même de la poitrine proprement dite, qui eſt la plus commune : d'autres fois elles ſe répandent dans les différentes membranes qui ſont dans la cavité de la poitrine , & forment alors l'Hydropiſie enkiſtée , qui prend le nom de la membrane qui en eſt le ſiége. On en compte trois de cette derniere eſpéce. L'Hydropiſie du Mediaſtin , de la Pleure & du Pericarde ; j'avertis ici d'avance que je ne parlerai pas de cette derniere, parce que je ne l'ai jamais obſervée dans le cours de ma pratique.

Bien que toutes ces differentes eſpéces d'Hydropiſie de poitrine, ſe formment à peu près de la même façon, qu'elles dépendent de la même cause, & que la plûpart des symptomes qui les accompagnent, leurs soient communs; j'ai pourtant crû qu'il convenoit, pour traiter cette matiére avec ordre, de donner une description particuliere de chacune de ces Hydropisies.

ARTICLE PREMIER;

De l'Hydropisie de Poitrine proprement dite.

L'Hydropisie de Poitrine, proprement dite, n'est autre chose qu'un amas d'eaux dans la capacité de la poitrine, tantôt dans l'un ou l'autre des côtés seulement, tantôt dans tous les deux ensemble. Elle est toujours précedée de quelque difficulté de respirer, quand l'épanchement est parvenu à un certain point qu'on ne sçauroit précisser. Cette difficulté de respirer devient encore plus sensible, sur-tout pendant la nuit, & le malade commence à éprouver sur la region du diaphargme un sentiment de pesanteur; à mesure que l'épanchement fait des progrès, ces ſymptômes en font auſſi ; à cette peſanteur dont nous venons de parler, ſe joint une tenſion circulaire qui ſe fait ſentir ſur la region du diaphargme, une légere toux, tantôt ſéche, tantôt ſuivie de quelques phlegmes, quelquefois un peu ſanguinolens agite ordinairement le malade. Son pouls devient petit & fréquent, inégal & un peu enfoncé.

Quand l'épanchement eſt parvenu à ce point que nous appellons en Medecine, l'état ou la vigueur de la maladie, *Status morbi*, tous les ſymptômes, dont je viens de parler, augmentent conſidérablement. La tenſion circulaire du diaphragme devient un peu douloureuſe, elle ſe répand même juſques dans le bas ventre, & en impoſe quelque fois, ſous l'apparence d'une tumeur ſquirrheuſe qui ſemble occuper cette region : l'eſtomac preſſé par l'applaniſſement du diaphragme ne peut plus faire ſes fonctions ; la digeſtion ſe fait avec peine, & le malade eſt ſouvent travaillé par des flatuoſités, & des nauſées ; les pieds & les jambes, les mains & les bras deviennent œdemateux. Le malade est dans ce dégré de maladie, d'une inquiétude insuportable; il passe les nuits entiéres sans dormir, ou s'il s'assoupit quelques momens, il se reveille bientôt après en sursaut, tout saisi, tout effrayé; on trouve quelque intermittence dans son pouls; les langueurs, & les foiblesses l'accablent, & il se plaint de quelque palpitation de cœur.

S'il y a des eaux épanchées dans les deux côtés de la poitrine; le malade ne peut se coucher ni à plat ni de côté, & il est obligé de se tenir presque toujours sur son séant.

S'il n'y a des eaux que dans l'un des côtés de la poitrine, le malade est obligé de se coucher du côté affecté.

Enfin l'épanchement arrivé à son comble, le malade sent des langueurs mortelles, son pouls se perd presque entiérement, il est travaillé d'une oppression violente, ou plûtôt il ne respire presque point, les extrêmités deviennent froides, & après bien des langueurs, & des combats, il céde enfin & meurt par la voie de la suffocation.

ARTICLE SECOND;

Description de l'Hydropisie du Mediastin.

L'Hydropisie du Mediastin est un amas d'eaux entre les deux membranes qui le composent : elle est accompagnée à peu près des mêmes symptômes que l'Hydropisie proprement dite, & fait ses progrès de la même façon ; elle a sur-tout un grand rapport avec l'Hydropisie de poitrine, dans laquelle il y a des eaux dans les deux côtés ; toute la difference qui est entre elles, consiste en ce que les hydropiques du Mediastin ne sentent pas autant de tension ni de pesanteur sur le diaphragme, & qu'ils sont obligés de se coucher le plus souvent la tête & le tronc fort panchés sur le devant.

ARTICLE TROISIEME;

Description de l'Hydropisie de la Pleure.

L'Hydropisie de la Pleure n'est autre chose qu'un amas d'eaux entre les deux membranes qui la composent. Je n'ai point lû d'Auteur qui en ait fait la plus petite mention : ce n'est pourtant pas vraisemblablement, qu'elle ne se forme assez souvent. On voit tous les jours, & je l'ai vû plusieurs fois dans ma pratique, l'Hydropisie enkistée se former dans le bas ventre, entre les membranes du Péritoine, dont la structure & la disposition des vaisseaux sont absolument les mêmes que celles de la Pleure. Pourquoi donc les eaux ne s'épancheroient-elles pas aussi dans la duplicature de cette derniere membrane ? il me semble qu'il est plus naturel de penser que cette maladie a échappé aux lumieres & à l'exactitude de nos Observateurs, & qu'ils l'ont confonduë avec les autres maladies de la Poitrine, avec lesquelles elle a effectivement,

fectivement, comme nous le verrons bientôt, un grand rapport. Pour moi je ne l'ai jamais observée qu'une seule fois ; mais j'avoüerai sans rougir, que je n'étois pas fort satisfait de mes idées ; j'étois bien persuadé par les symptômes, dont le malade étoit atteint, qu'il y avoit dans la duplicature de la Pleure quelque corps étranger ; mais je n'osois décider s'il y avoit des eaux ou du pus : je tâcherai, après avoir donné la description de cette maladie, de justifier mon incertitude.

Le malade qui en étoit atteint, étoit le nommé Triés de Laroin. Sa maladie commença par des points assez legers, qui se faisoient sentir dans toute l'étenduë du côté droit de la poitrine ; il étoit agité de tems en tems d'une toux assez vive, sans jamais rendre ni phlegme ni crachat. La fiévre lente accompagnoit ces accidents, & le malade déperissoit d'une maniere très-sensible. Trois mois ou environ après la naissance du mal, il sentit une légere difficulté de respirer, qui fit insensiblement des progrès considérables ; elle augmentoit beaucoup, lorsqu'il se couchoit du côté non affecté, & il ne pouvoit pas y rester long-tems; du reste il ne sentoit jamais ni pesanteur, ni tension, sur la region du diaphragme. Les extrêmités supérieures ni inférieures n'enflérent jamais; je remarquai seulement une bouffissure presque imperceptible, dans le côté affecté, avec ceci de particulier que le malade ressentoit une petite douleur lorsqu'on le pressoit entre la sixiéme, & la septiéme côte. Les points que le malade avoit ressenti, pendant le cours de la maladie, me firent d'abord présumer que le mal étoit dans l'extérieur de la Poitrine. La difficulté de respirer, dont il étoit travaillé, principalement lorsqu'il se couchoit du côté libre, l'impossibilité où il étoit d'y rester long-tems, ne me permirent pas de douter dë l'existence d'un corps étranger : toute la difficulté consistoit donc à décider s'il y avoit des eaux ou du pus. Les symptômes étoient fort équivoques, & il y en avoit de grands pour & contre.

1°. La difficulté de reſpirer & l'impoſſibilité où étoit le malade de reſter long-tems couché ſur le côté libre, qui étoient pourtant les deux ſymptômes principaux de cette maladie, ne me donnoient aucun éclairciſſement là-deſſus, puiſqu'ils ſont également communs à l'abcès & à l'Hydropiſie.

2°. La bouffiſſure qui étoit dans le côté affecté, ſembloit bien annoncer un épanchement de ſéroſités; mais outre qu'un abcès pouvoit l'occaſionner, en preſſant les muſcles intercoſtaux, je ne voïois d'ailleurs aucune ſorte d'enflure dans les extremités, comme j'en avois remarqué dans toutes les autres eſpéces d'Hydropiſie.

3°. Les points que le malade avoit ſenti pendant long-tems dans le côté affecté, la toux ſéche, la ſievre lente, & le maraſme m'auroient fait pancher pour le pus, s'il y avoit eu d'ailleurs quelques ſymptômes d'une inflammation qui euſſent précedé.

Ce qui m'éloignoit encore de l'idée de l'abcès, c'eſt qu'il ne paroiſsoit aucune sorte d'élevation ni de tumeur à l'exterieur de la poitrine. Il est vrai qu'on n'en remarque pas toûjours, même dans les abcès qui se forment après l'inflammation de la pleure ou des poulmons, parce que le pus trouvant quelquefois moins de résistance du côté de l'interieur de la poitrine, prend cette route, & ne fait aucune pression sur l'exterieur; mais il étoit naturel de présumer qu'il auroit paru quelque tumeur dans cette conjoncture, puisqu'il étoit manifeste par la bouffissure du côté affecté, que le corps étranger pressoit les tégumens, & les muscles intercostaux.

Toutes ces raisons devoient, sans doute, faire pancher la balance du côté de l'Hydropisie; mais telle est l'obscurité de plusieurs maladies du corps humain, ou plûtôt telle est la foiblesse de l'esprit de l'homme, que tout se presente à lui sous des faces differentes. Les plus habiles prennent le change, sur tout dans les maladies qu'on ne trouve point décrites chez les auteurs, & qu'on observe soi-même pour la premiere fois. Je me flatte donc que mon incertitude trouvera grace auprès du public, & même parmi les gens de ma profession ; ils sçavent aussi bien que moi qu'il est rare que nous parvenions à des connoissances bien sûres, sans avoir passé par les tenebres du doute, & que nos idées sont toûjours chancelantes si l'experience ne les soutient.

J'eus du moins dans mon incertitude cette consolation qu'il me falloit, dans les deux cas, remplir les mêmes indications, puisqu'il falloit toûjours ôter ce corps étranger, quel qu'il fût. L'oppression violente dont le malade étoit travaillé, me détermina malgré sa foiblesse, & son épuisement à tenter l'opération, sans laquelle il n'auroit pas vrai-semblablement vécu deux jours. Le Chirurgien qui étoit avec moi se trouvant dépourvû de troicart, & le malade étant dans une situation trop pressante pour nous donner le tems d'en envoïer chercher un à cause de l'éloignement, nous eûmes recours à la lancette. Ce fut M. Labat habile Chirurgien de notre Ville, qui fit l'opération en ma presence : il vuida quatre livres de sérosités ; le malade en fut d'abord soulagé, il vécut cinq mois après l'opération, malgré le suintement des sérosités qui se fit toûjours par la playe, & vrai-semblablement il auroit encore poussé sa carriere plus loin, si une attaque de vapeurs épileptiques, à laquelle il étoit sujet depuis long-tems, & pour laquelle on ne réclama point de secours, ne l'eût emporté en moins de vingt-quatre heures.

Instruit de cet accident, je me transportai sur le lieu avec M. Labat Chirurgien, pour faire faire l'ouverture du cadavre. Nous trouvâmes, comme je l'avois soupçonné, les deux membranes de la Pleure fort écartées l'une de l'autre, dans presque toute son étendue. Cependant pour fixer quelque chose, touchant le diagnostic de cette maladie, il me semble qu'elle est assez caracterisée par une difficulté de respirer qui a fait ses progrès insensiblement, & qui augmente beaucoup lorsque le malade se couche du côté non affecté, accompagnée d'une toux ſéche, & d'une bouffiſſure à l'exterieur de la poitrine, ſans aucune tumeur ſenſible, & ſans qu'aucun ſigne d'inflammation ait précedé.

D'ailleurs il faut remarquer que les autres ſymptômes qui pouvoient faire ſoupçonner l'abcès, (je parle des points dont le malade s'étoit plaint pendant le cours de ſa maladie, de la fievre lente, & de la maigreur exceſſive du malade,) ſont vrai-ſemblablement étrangers à l'Hydropiſie de la Pleure, à moins de croire que les points étoient l'effet du déchirement des lames de la Pleure, cauſé par leur écartement, puiſqu'on voit tous les jours l'Hydropiſie enkiſtée ſe former dans les autres membranes, ſans aucun des ſymptômes dont nous venons de parler, de ſorte qu'on eût préſumé que le rapport qui étoit, dans le cas préſent, entre l'abcès, & l'Hydropiſie de la Pleure, ne ſe rencontroit dans la pratique que très rarement, puiſqu'il eſt vraiſemblable, qu'il venoit moins du caractere propre de cette derniere maladie, que de la complication des circonstances étrangeres qui l'accompagnoient. Mais ces symptômes fussent-t-ils de l'essence même de cette Hydropisie, on pourra toûjours la distinguer de l'abcès, par la bouffissure du côté affecté, sans qu'il y paroisse aucune tumeur, qui ait une circonference marquée, & sans qu'aucun signe d'inflammation ait précedé.

Elle differe encore de l'Hydropisie de Poitrine proprement dite. 1o. En ce qu'elle n'est accompagnée d'aucun sentiment de pesanteur, ni de tension sur la région du diaphragme. 2o. En ce qu'elle ne produit aucune enflure dans les extremités, comme j'en ai observé constamment, dans l'Hydropisie proprement dite.

DIAGNOSTIC.

Quoique cette description que je viens de donner des differentes espéces d'Hydropisie de Poitrine en rende la connoissance fort aisée, j'estime néanmoins qu'il est bon, pour

pour ne laisser rien à désirer sur une matiere aussi importante, d'y ajoûter les réflexions suivantes.

1°. Nous remarquerons que les Hydropiques de Poitrine n'ont presque jamais cette soif ardente qui brûle les Hydropiques du bas ventre, & qu'ils rendent quelquefois la même quantité d'urine que dans l'état naturel ; sur tout lorsqu'elle n'affecte qu'un côté.

2°. Que la difficulté de respirer qui les travaille, est pour l'ordinaire sans bruit & sans sifflement, en quoi elle differe de celle qui se fait sentir dans l'asthme, & dans les fluxions de poitrine.

3°. Que leur pouls devient beaucoup plus petit, & plus inégal lorsqu'on les oblige de rester un tems assez considerable dans la situation qui leur est contraire, par exemple lorsqu'on oblige un Hydropique du côté droit à se coucher du côté gauche.

4°. Que quelques auteurs nous donnent la fluctuation des eaux comme un des signes caracteristiques de cette maladie. Il est vrai qu'on entend quelquefois un murmure assez sensible, lorsqu'on secouë rudement le corps du malade, ou qu'il change lui-même brusquement de situation ; mais cela n'arrive que très rarement, du moins je ne l'ai observé pendant le cours de ma pratique qu'une seule fois.

SECTION SECONDE,

Dans laquelle on expliquera la maniere dont les eaux s'épanchent dans la capacité de la Poitrine.

ON a crû pendant long-tems qu'il n'y avoit que la ſéroſité, (c'eſt-à-dire, cette humeur qu'on appelle vulgairement l'eau du ſang) qui formât les Hydropiſies; mais depuis que l'Anatomie nous a fait connoître qu'il y avoit dans preſque toutes les parties, des vaiſſeaux blanchâtres & tranſparents, deſtinés à charrier une humeur onctueuſe, connuë ſous le nom de lymphe, preſque tous nos auteurs tombent d'accord qu'elle contribuë auſſi en s'extravaſant à former les épanchemens.

Monſieur Boile eſt le premier, je penſe, qui a mis cette vérité hors de doute. Ce célebre Philoſophe aïant eu la curioſité de faire l'Analyſe des eaux d'un Hydropique, trouva que le réſidu de la diſtillation ſe convertiſſoit en une eſpéce de gelée, preuve bien concluante qu'il y avoit de la lymphe, puisqu'il n'y a que cette humeur qui soit susceptible de cette modification.

J'ai donc à examiner ici, pour remplir le point de vûë que je me suis proposé dans cette section, la maniere dont ces deux humeurs sortent des routes de la circulation, pour s'épancher dans la poitrine.

1°. Rien ne peut mieux nous instruire touchant la maniere dont la sérosité s'extravase, que les differentes experiences qu'on a faites plusieurs fois à cet égard. Louver & plusieurs autres après lui, aïant lié la veine cave entre le diaphragme & le cœur, nous assurent que le bas ventre fut inondé bientôt après. Baglivi rapporte que toutes les parties de la tête deviennent œdemateuses, si on lie la veine jugulaire externe. Tout cela prouve que la sérosité s'échappe des vaisseaux qui la renferment, toutes les fois que la circulation du sang se trouve gênée, puisqu'on ne fait autre chose par ces ligatures qu'arrêter le sang dans ses vaisseaux, & qu'empêcher son retour vers le cœur.

Pour comprendre la raison de cette expérience, il faut remarquer qu'il arrive nécessairement deux choses, quand le cours du sang se rallentit. 1°. Il s'engorge dans ses vaisseaux : ceux-ci prêtent, & se gonflent.

2°. Le sang ayant perdu son mouvement ordinaire, ses parties intégrantes ne souffrent plus la même division, la partie fibreuse & la globuleuse, pressées par la contraction des vaisseaux, n'ayant plus la liberté de se partager dans les routes de la circulation, se serrent & s'agglutinent les unes aux autres ; & par une suite nécessaire expriment la sérosité qui dans l'état naturel, est intimement mêlée avec les autres parties du sang, pour les tenir dans un point juste de division. Comme on voit la sérosité du lait se répandre sur la surface, quand par le moyen de quelque acide on en rapproche les parties grossieres ; de même aussi lorsque par le défaut du mouvement de circulation, les parties grossieres du sang se réunissent, sa sérosité se développe, & gagne la surface ; mais comme elle ne peut continuer sa route vers le cœur, par rapport aux embarras de la circulation, ni revenir sur ses pas, par rapport à la continuité de la colonne que le cœur & les artéres poussent sans relâche vers les parties, ni se faire jour dans les tuyaux secretoires collateraux, qui se ressentent de l'embarras de la circulation; elle s'insinuë à raison de sa tenuité, & pénétre insensiblement les pores des membranes des vaisseaux sanguins, & sort enfin des routes de la circulation.

3°. Il n'en est pas ainsi à l'égard de la lymphe moins pénétrante que la sérosité; ce n'est qu'en rompant ses prisons, qu'elle peut en sortir. Je sçai pourtant qu'il y a des Auteurs qui la font suinter aussi à travers les pores des vaisseaux lymphatiques; mais la plus grande partie tient pour la nécessité de leur rupture: nous adoptons ce dernier sentiment qui nous paroît plus conforme au caractere de la lymphe, qui a beaucoup de consistance, & à la structure délicate des vaisseaux lymphatiques, dont nous aurons occasion de parler dans la suite de cet Ouvrage.

SECTION TROISIE'ME.

Des causes de l'Hydropisie de poitrine.

PUisque l'épanchement de la lymphe dépend, comme nous l'avons remarqué dans la derniere Section, de la rupture des vaisseaux lymphatiques, & que celui de la sérosité est la suite de l'engorgement du sang dans les vaisseaux sanguins, il est évident que tout ce qui peut déchirer ceux-là, & faire croupir le sang dans ceux-ci, doit être mis au nombre des causes de l'hydropisie. Pour traiter cette matiére avec l'ordre convénable nous en ferons deux articles séparés.

ARTICLE PREMIER;

Des causes de la rupture des vaisseaux lymphatiques.

Quand je me représente que les vaisseaux lymphatiques sont les tuyaux les plus tendres, & les plus délicats du corps humain, que tandis que tous les autres sont composés de plusieurs membranes, ou fortifiés du moins par des enveloppes particuliéres, ceux-ci n'ont reçû dans leur partage qu'une seule membrane extrêmement mince & délicate; que la lymphe qu'ils renferment est susceptible de concrétion facile à s'embarrasser, fort éloignée du centre du mouvement, & fort près du terme de la circulation, je ne suis plus surpris qu'ils viennent à se déchirer, & je regarde au contraire comme une espéce de prodige que leur rupture ne soit pas encore plus fréquente.

Il est vrai que la nature qui ne se soutient que par l'équilibre, & qui en observe toutes les loix aussi scrupuleusement dans ses petits ouvrages que dans les plus grands, a sçû mettre une juste proportion, entre la lymphe, & les vaisseaux qui la renferment; car si d'un côté elle a donné à ceux-ci une structure délicate, elle leur a destiné de l'autre une humeur incapable de faire aucun effort violent sur leurs parois;

ſoit parce qu'elle n'y circule qu'avec une lenteur extrême, ſoit parce qu'elle eſt de ſa nature douce & mucilagineuſe, onctueuſe, & balzamique, fort liſſe, & ainſi plus propre à ramollir ſes vaiſſeaux qu'à les déchirer.

Mais cette proportion toute exacte & toute meſurée qu'elle eſt au compas de la nature, ne s'étend que juſqu'à l'état naturel du corps humain, & n'empêche pas qu'au plus petit déſordre de la machine, les vaiſſeaux lymphatiques ne ſoient déchirés. Le détail va mettre cette vérité dans tout ſon jour.

Suppoſons que la lymphe ceſſe de circuler avec ſon aiſance naturelle, & qu'elle forme des obſtructions dans les vaiſſeaux, ou dans les glandes lymphatiques, dans leſquelles ils vont quelquefois ſe diſtribuer; il eſt évident que la lymphe que le ſang leur fournit ſans interruption, doit s'arrêter, & s'engorger de plus en plus dans la portion des vaiſſeaux lymphatiques, qui eſt au-deſſous de l'obſtacle.

Il faudra donc de deux choſes l'une, où que ses vaisseaux plus pleins que dans l'état naturel crévent & se déchirent, ou qu'éludant par leur souplesse l'impulsion de la lymphe, ils prêtent & s'élargissent.

Je conviens que ces vaisseaux ne créveront pas au premier effort, car tout est souple, & pliant dans le corps humain, tout y est monté sur un certain ton, & il n'est point de ressort, quelque délicat qu'il soit, qui ne puisse sans se rompre prêter jusqu'au point que la nature lui a marqué.

Il paroît même, par des observations incontestables, que les vaisseaux lymphatiques prétent dans certains cas d'une maniere prodigieuse, puisqu'il s'y forme assez souvent des vesicules remplies de lymphe, connues sous le nom d'Hydatides : Hippocrate en parle dans son Livre *de internis affectionibus*, & bien d'autres Auteurs, après lui, ont verifié cette observation; cela prouve que la membrane des lymphatiques, est malgré sa délicatesse susceptible d'une grande extension, tant il est vrai que la nature sçait substituer la délicatesse à la force, la souplesse à la fermeté. Mais quelque grande qu'on suppose cette souplesse, il faut toujours qu'elle ait des bornes; & dès lors elle ne peut garantir les vaisseaux de la rupture, parce que la lymphe (lors même qu'ils sont parvenus au dernier degré de leur extension) pressée par la contraction des vaisseaux, aborde sans relâche dans leur cavité, & les fait enfin crever.

Il résulte de ce détail que l'épaississement de la lymphe, les embarras & les obstructions des vaisseaux, ou des glandes lymphatiques, sont la cause la plus ordinaire de la rupture de ces tuyaux, & par une suite nécessaire, que tout ce qui peut rendre la lymphe épaisse, & grossiere, doit être mis aussi au rang des causes de l'hydropisie.

Je passerois les bornes d'une Dissertation ordinaire, si je voulois entrer dans le détail de toutes ces causes éloignées; je me contenterai de remarquer ici que la lymphe est une des humeurs du corps humain qui s'engorge le plus aisément dans ses vaisseaux, & que les embarras qu'elle occasionne, sont ordinairement fort opiniâtres, soit parce qu'elle se gruméle, & se durcit facilement, soit parce qu'elle est dans des vaisseaux qui n'ont presque point de ressort, soit enfin parce qu'elle est, comme je l'ai déja remarqué, fort éloignée du centre du mouvement, & presque à l'abry, par sa distance, de l'impression des remédes ordinaires : *Morbi lymphæ difficiles ac longi*, dit Baglivi, pag. 309.

ARTICLE SECOND;

Des causes qui produisent l'Hydropisie de poitrine, en y gênant la circulation du sang.

Je me suis proposé uniquement dans cet article d'exposer les causes principales de l'Hydropisie de poitrine, c'est-à-dire, celles que j'ai remarqué la produire le plus souvent, & dont la connoissance est absolument nécessaire pour bien prendre garde aux indications qu'on doit remplir dans le traitement de cette maladie.

Je les réduis d'abord à deux eſpéces différentes ; les unes ſont antécedentes, les autres ſont conjointes. Les premieres diſpoſent inſenſiblement à l'Hydropiſie de poitrine ; les ſecondes la produiſent. Le détail fera encore mieux ſentir leur véritable caractere.

Rien ne diſpoſe autant à l'Hydropiſie de poitrine, qu'un ſang épais & groſſier, car ſoit que dans cet état, ſa ſéroſité ne ſoit pas exactement bien mêlée, avec les autres principes qui le compoſent, & que par là, elle ſoit plus diſpoſée à ſe répandre ; ſoit que la partie fibreuſe, & la globuleuſe, ne ſoient pas aſſez affinées, pour s'accommoder au diamêtre des vaiſſeaux capillaires, qui eſt infiniment petit ; il eſt conſtant, & tous nos Auteurs conviennent ſur ce point, que l'épaiſſement général de la maſſe du ſang, eſt la ſource la plus ordinaire de toute ſorte d'hydropiſie.

Auſſi quand on conſidere avec attention les circonſtances particuliéres, qui précedent pour l'ordinaire cette maladie ; on découvre aiſément qu'elles sont d'un caractere propre à produire cet épaississement dans les humeurs. Si nous examinons avec attention le genre de vie de la plûpart des hydropiques, nous trouverons que les uns se sont livrés sans reserve aux plaisirs de la table; que leur estomach forcé par l'abondance des mets, ou par leurs mauvaises qualités, n'a fourni pour tout fruit de la digestion, qu'un chile épais & grossier, qui n'a pû produire qu'un sang du même caractere. Nous verrons que les autres ont fait long-tems un usage immoderé des acides, & des liqueurs glacées, qui sont si propres à figer nos humeurs. Ceux-ci ne sont devenus hydropiques qu'après des fiévres opiniâtres, dont l'effet principal est d'épaissir le sang, & de laisser des embarras dans les visceres : ceux-là enfin ne périssent, par l'eau, que parcequ'ils n'en ont jamais bû. Le grand usage qu'ils ont fait du vin, a desseché leur sang, en a fait évaporer ce qu'il y a de plus fluide, & de plus spiritueux, & ne leur en a laissé, pour ainsi dire que la lie : en faut-il davantage pour être pleinement convaincu que rien ne diſpoſe tant à l'hydropiſie que l'épaiſiſſement général de la maſſe du ſang ?

Toutesfois comme cette cauſe a une influence générale ſur toutes les parties du corps humain, on voit bien qu'elle ne produiroit pas plûtôt l'Hydropiſie de poitrine que celle des autres parties, s'il n'y avoit d'ailleurs quelque vice particulier dans la poitrine qui en fixât ſur elle les effets.

Il s'agit donc maintenant de caracteriſer ces cauſes particuliéres, qui font que le ſang s'embarraſſe dans la poitrine plûtôt que dans les autres parties.

Or il eſt conſtant que cet engorgement s'y fera plûtôt qu'ailleurs. 1°. Si les vaiſſeaux ſanguins, qui l'arroſent de ſang, ſe trouvent comprimés. 2°. Si la reſpiration ſouffre une altération vive, & de longue durée. Entrons dans le détail, & examinons auſſi ſuccintement qu'il nous ſera poſſible chacune de ces deux ſources en particulier, dans le même ordre, que nous venons de les présenter. 1o. Les causes qui gênent le plus souvent la circulation du sang dans la poitrine par la voie de la pression, sont. 1o. Des abcès qui succédent aux inflammations de la poitrine. 2o. Des tubercules considérables, qui ne sont autre chose que des tumeurs dures, squirrheuses, & comme pétrifiées qu'on voit si souvent se former dans la poitrine. J'en ai remarqué plusieurs fois dans les cadavres des hydropiques, tantôt dans la substance du poulmon; mais rarement, tantôt à côté de la trachée artére, mais principalement vers l'extrêmité inférieure du Mediastin, où la nature a placé des glandes lymphatiques.

Ces tubercules prennent d'abord naissance par des legeres obstructions, des parties glanduleuses de la poitrine, occasionnées par une lymphe grossiere, laquelle s'embarrassant dans les tuyaux des glandes, forme une espéce de digue, qui arrête de plus en plus celle que le sang leur fournit sans relâche; ainsi ces glandes recevant toujours du sang, & ne se déchargeant pas à proportion,

proportion, il est évident qu'elles doivent d'abord grossir, & se gonfler. Elles deviennent dans les suites extrêmement dures, & se pétrifient pour ainsi dire, parceque la lymphe s'y durcit insensiblement, soit par le séjour qu'elle y contracte, soit par la chaleur des parties voisines, qui dissipe ce qu'elle a de plus fluide & de plus coulant. Quiconque sera curieux de voir un détail plus exact, & plus circonstancié de la maniere dont ces tubercules se forment, & des causes antécedentes qui les produisent, n'a qu'à lire le fameux Traité de Morthon, sur la Phthysie, dans lequel on trouvera cette matiére épuisée, & mise dans tout son jour. Pour moi, je me contenterai de remarquer ici qu'ils ne sont pas tous également propres à produire l'Hydropisie de Poitrine, parce que lorsque la sérosité trouve une pente aisée, vers un ulcére, elle se confond avec le pus, & sort pêle-mêle avec lui, delà vient sans doute que les Phthyqques, dont les poulmons sont presque toujours chargés de tubercules, ne meurent presque jamais hydropiques de poitrine. Il n'en est pas de même de ceux que l'on appelle communément cruds, parce qu'en pressant les vaisseaux de la poitrine, ils y gênent la circulation du sang, sans fraïer pourtant aux sérosités qui s'épanchent, aucune issuë vers le dehors.

J'ai dit en second lieu, que le sang doit s'engorger dans la poitrine si la respiration souffre une altération vive & de longue durée. En effet soit que les poulmons en pressant les vaisseaux pulmonaires, animent par leur mouvement de contraction la circulation du sang, comme certains auteurs l'ont prétendu; soit qu'il passe dans la masse du sang des particules aëriennes pendant l'inspiration, dont le ressort foüette les humeurs, & les excite au mouvement progressif; il est constant que l'usage principal de la respiration est de faire circuler librement le sang dans les poulmons, & qu'il ne pourroit longtems, sans son secours, pénétrer les routes anfractueuses des vaisſeaux pulmonaires, naturellement fort repliés, ſuivant les découvertes de Malpighi. Or la reſpiration ſouffrira cette altération vive & de longue durée, 1°. Si les veſicules pulmonaires ſont comprimées. 2°. Si le paſſage de l'air eſt intercepté dans les bronches. 3°. Si les poulmons offrent eux-mêmes trop de réſiſtance à l'air qui doit les dilater.

1°. Les cauſes qui preſſent les véſicules pulmonaires ſont à peu près les mêmes que celles qui preſſent les vaiſſeaux ſanguins dont nous avons déja parlé plus haut aſſez au long.

2°. Le paſſage de l'air eſt quelquefois intercepté dans les bronches, tantôt par des corps étrangers que l'air y entraîne, tantôt par des concrétions de l'humeur bronchiale, qui ſe durcit, quelquefois dans ſes vaiſſeaux, comme je l'ai obſervé aſſez ſouvent, par l'embarras, & le gonflement des glandes répanduës dans toute la capacité des bronches, qui ſe forme ſouvent après une attaque violente d'aſthme, ou dans des rhumes, où l'expectoration n'a pas eu un cours bien libre.

3°. Les poulmons seront trop de résistance à l'air qui doit les dilater. 1°. S'il y a dans le bas ventre, principalement dans les hypocondres, des tumeurs considerables qui s'opposent à leur expansion. 2°. Si les fibres qui composent ce viscere sont dans une tension violente & convulsive : car quoique cette convulsion ne puisse pas durer long-tems dans nos solides, & qu'elle laisse des intervales considerables, elle gêne pourtant la circulation des humeurs dans la poitrine, & produit à la longue des embarras qui menent insensiblement, comme je l'ai vû quelquefois, à un épanchement de sérosités dans la capacité de la poitrine.

SECTION DERNIERE;

De la maniere de traiter l'Hydropiſie de Poitrine.

S'IL faut s'en rapporter à quelques auteurs célebres, on peut diſſiper ſans le ſecours de l'opération, cette Hydropiſie dans ſa naiſſance. La nature qui fait tous les jours des miracles quand on l'aide à propos pourroit abſolument reprendre une petite quantité de ſéroſités, ou par les pores du poulmon, qui eſt la partie la plus ſpongieuſe de la poitrine, ou peut-être par des vaiſſeaux particuliers appellés abſorbans, qu'elle a placé, ſuivant quelques auteurs, dans toutes les parties.

Quoiqu'il en ſoit du caractére de ces routes il eſt du moins conſtant qu'elles exiſtent. Le corps humain, dit le grand Hippocrate, tranſpire en toute ſorte de ſens; mais on peut dire auſſi qu'il reprend de la même façon: s'il y a des conduits imperceptibles, qui menent du dedans au dehors, il en est aussi qui menent du dehors au dedans. Que deviendroit en effet cette transpiration abondante, cette rosée onctueuse que le sang distille sans relâche, dans la substance de nos solides, pour les entretenir dans la souplesse convenable, s'il n'y avoit des routes particulieres qui les ramenassent à leur source? & puisque nous voïons tous les jours que le mercure, les cantharides, l'eau, & l'huile même, appliqués sur la surface du corps, pénetrent jusques dans l'intérieur, & se font jour jusqu'aux derniers replis de la machine; pourquoi douterions-nous que les sérosités extravasées puissent rentrer dans ces routes secrettes qui conduisent dans la masse du sang?

Le premier point de vûë que doit avoir un Médecin est donc, de les rappeller dans les routes de la circulation, & de les évacuer dès qu'elles y sont rentrées, pour prévenir qu'elles ne s'épanchent de nouveau.

Les diuretiques & les purgatifs remplissent parfaitement bien cette indication : car en évacuant d'un côté les sérosités qui surnagent dans la maſſe du ſang, ils diminuent l'effort des liqueurs contre les parois des vaiſſeaux, & font par-là, que celles qui ſont épanchées, trouvent moins de réſiſtance pour pénétrer dans leur capacité; & de l'autre ils les déterminent par une vertu qui leur eſt particuliere, à couler dès qu'elles ſont rentrées les unes vers les routes des urines, & les autres vers les glandes des inteſtins.

A l'égard des diuretiques, il eſt conſtant qu'ils conviennent beaucoup dans le traitement de cette Hydropiſie. Tous nos Obſervateurs anciens & modernes tombent d'accord, qu'il y a une grande relation entre les reins & la poitrine. Duret dans ſes Coaques dit que les urines ſont le débouché de la poitrine; Baglivi nous enſeigne, dans pluſieurs endroits de ſa Pratique, qu'il faut tout mettre en œuvre dans les maladies de poitrine, pour détourner les ſéroſités vers les glandes des reins: *In pectoris morbis*, dit-il, *ſemper ducendum ad vias urinæ*; Hippocrate lui-même, ce grand Obſervateur qui, comme le remarque

Baglivi, ne parle jamais que par la voix de la nature, *Non voce hominis, sed naturæ loquitur Hippocrates*, nous donne à entendre la même chose, lorsqu'il enseigne dans un de ses Aphorismes, qu'un flux d'urine supplée dans les fluxions de poitrine, au défauts des crachats : *Perperam agitur de iis pleuriticis, & peripneumonicis, qui nihil expuunt, nisi copiosæ fluxerint urinæ.*

J'ai même vû, s'il m'est permis de mêler mes Observations avec celles de ces grands hommes, des menaces d'Hydropisie de poitrine se dissiper par des flux d'urine abondans.

On a encore cet avantage avec les diuretiques, qu'ils sont presque tous de forts bons apéritifs, propres par consequent à briser les humeurs : & à leur rendre leur fluidité naturelle, indication très importante qu'un Médecin ne doit jamais perdre de vûë, dans le traitement de cette maladie, & dont je parlerai plus bas fort au long.

Cependant quelques efficaces que soient les diuretiques, je pense que les

les hydragogues ne sont pas à négliger, ils peuvent faire rentrer les sérosités extravasées dans les routes de la circulation, soit parce que leur action est plus prompte & plus sûre, soit parce que l'évacuation qu'ils produisent est beaucoup plus abondante : les hydragogues opérent très efficacement ; & c'est à juste titre, qu'ils ont été consacrés de tous les tems, pour combattre toutes sortes d'Hydropisies. De grands Auteurs nous assûrent qu'ils ont dissipé par leur secours, quelques Hydropisies bien caractérisées; à plus forte raison peut-on se flatter d'y parvenir lorsque cette maladie est encore dans sa naissance.

Il n'est cependant que trop vrai, que l'épanchement fait pour l'ordinaire, malgré l'usage de ces remédes, des progrès considerables. Quel parti prendre dans ce cas, pour évacuer les sérosités ? Je sçai que des auteurs célebres nous conseillent de perséverer toûjours dans l'usage des hydragogues puissans ; j'ai même adopté cette pratique dans mes premieres années, mais autant que je puis en juger par mes Observations, je ne vois rien de plus condamnable que leur usage, lorsque l'Hydropisie est bien caractérisée.

En effet le plus grand avantage qu'on puisse se promettre des hydragogues, est sans doute de vuider entiérement les eaux épanchées; mais quand même il seroit aisé d'y parvenir pat leur secours, la trêve ne seroit pas de longue durée, ou si par un cas singulier le malade évitoit le retour de l'Hydropisie, une langueur mortelle prendroit bientôt sa place, & la pthysie le meneroit infailliblement au tombeau.

D'ailleurs soit que les conduits dont nous avons parlé plus haut, se trouvent entierement obstrués, soit qu'ils soient affaissés par la grande quantité des eaux, soit enfin que le sang qui s'embarrasse toûjours de plus en plus, fournisse autant de sérosité qu'on peut en évacuer par les hydragogues, il est très difficile pour ne pas dire presque impossible de mettre à sec une capacité inondée de sérosités. Il y a quarante-trois ans que j'exerce la profession, dans un climat où nous voïons, comme par tout ailleurs, des Hydropisies fréquentes ; mais je n'ai jamais vû que les hydragogues aïent pû vuider entiérement les eaux épanchées, si vous en exceptés un seul hydropique qui ne la porta pas loin, & qui périt presque aussi-tôt par la pthysie, qu'il l'auroit fait par l'épanchement. Ce que j'ai remarqué constamment, c'est que les hydragogues à force de dessécher le sang, & de le dépoüiller de tout ce qu'il a de plus spiritueux, & de plus balzamique, épuisent considerablement les forces, & ne servent pour l'ordinaire qu'à précipiter les jours des hydropiques.

La meilleure façon d'évacuer les eaux, en pareil cas, est d'avoir recours à la ponction: par elle on est sûr d'y parvenir, & de les vuider promptement, sans produire d'ailleurs aucune sorte d'agitation dans les humeurs. Hippocrate en avoit bien compris toute la nécessité, lorsque dans une foible ébauche qu'il nous donne de l'Hydropisie de Poitrine, il nous conseille d'y avoir recours, *Hos*, dit-il, *lateris sectione curare oportet.* Cependant malgré son autorité, & celle de quelques autres Auteurs qui l'ont suivi, cette opération, quoique fort radoucie par l'invention du troicar, est aujourd'hui fort négligée dans toute la Médecine & condamnée même par bien des Auteurs, & soit que les Médecins ayent trouvé de la part des malades une répugnance invincible, soit qu'ils n'aïent pas voulu proposer une opération qui paroît effraïante, pour une maladie qu'ils ont regardée comme incurable, il est constant qu'elle languit depuis long-tems, ensevelie dans un profond oubli. N'est-il pas surprenant qu'on ait ainsi négligé le seul reméde qu'on puisse pratiquer en pareil cas. On tente tous les jours la ponction en faveur de l'Hydropisie de bas ventre, quoiqu'on n'en espére pas une cure radicale, uniquement dans la vûë de les soulager, & de prolonger leurs jours; pourquoi donc, insensibles pour les hydropiques de poitrine, les abandonnerions-nous à leur funeſte ſort, & ne propoſerions-nous pas en leur faveur la même opération, qui ſeule peut les arracher à une ſuffocation qui les menace d'une mort prochaine ?

Mais ce n'eſt pas ſeulement à titre de reméde palliatif que je propoſe ici cette opération. Plus ſalutaire dans ſes effets, elle peut encore, avec le ſecours des remédes internes adminiſtrés avec prudence, conduire dans certains cas à une guériſon parfaite. J'avouë que je n'ai qu'une ſeule obſervation pour juſtifier cette vérité, & ne l'ai jamais tentée qu'une ſeule fois (du moins pour l'Hydropiſie proprement dite) quoique je l'euſſe propoſée, il y a près de vingt ans, dans une conſultation où je fus évincé par le grand nombre. Comme je n'oſe me flatter qu'un ſeul événement heureux entraîne les ſuffrages, ſur tout dans notre profeſſion, où les choſes rares ne firent jamais regle, *rara non ſunt artis*, qu'il me ſoit permis d'appuïer cette vérité par des raiſonnemens solides. Une seule expérience est d'un grand poids quand la raison parle pour elle.

Or, il est constant que l'Hydropisie de poitrine se forme tous les jours, après des obstructions qui n'ont pas jetté des racines profondes, & qu'elle arrive souvent dans les tempéramens, même les plus robustes, après des rhumes opiniâtres, par l'embarras des glandes de l'expectoration, occasionné par la suppression des crachats. Comme l'épanchement suit de près ces embarras, les liqueurs n'ont pas eu le tems de se durcir, ni de se pétrifier dans les glandes, de sorte qu'elles sont encore susceptibles de l'impression des remédes & du mouvement de circulation. Or, s'il en est ainsi, comme je l'ai vû fort souvent dans ma pratique, pourquoi desespéreroit-on de la cure radicale? Quel grand prodige faut-il donc opérer pour y parvenir? Evacuer d'abord les sérosités épanchées; mais n'y parvient-on pas aisément par la ponction? Détruire ensuite les embarras des glandes qui pourroient entraîner la récidive. Mais eſt-il donc ſi difficile d'en venir à bout ? n'enleve-t'on pas tous les jours des obſtructions naiſſantes qui ſe forment dans le foïe, dans la ratte & dans les autres viſcéres ? Pourquoi donc ne détruiroit-on pas celles qui ſe forment dans la poitrine ?

Il ſemble même, quoiqu'en diſent certains Auteurs, qu'il eſt plus facile d'enlever les obſtructions de la poitrine, (je parle de celles qui ſe forment dans les poulmons) que de celles des autres parties, parce que les remédes y agiſſent avec plus d'efficacité. Devant être beaucoup moins affoiblie que ceux qui ſont deſtinés pour des parties, auſquelles ils ne ſont portés, qu'après avoir eſſuyé diverſes altérations dans les vaiſſeaux du cœur & du poulmon, & reçû dans le long trajet & d'une circulation preſque totale, une infinité de modifications capables d'en changer, ou au moins d'en affoiblir la vertu, au lieu que les remédes dont l'action eſt deſtinée particuliérement pour les embarras du poulmont, ne ſouffrent qu'une légére altération dans l'estomach & dans les routes du chyle, que l'on peut croire servir plûtôt à développer leur vertu, qu'à l'énerver.

On peut même ajoûter, en faveur de cette opération, qu'elle contribuë en certains cas à enlever spécialement les embarras formés dans la poitrine ; car à peine les eaux commencent-elles à couler, que tous ses ressorts se mettent en mouvement. Le diaphragme se contracte avec force, l'air entre brusquement dans les vésicules pulmonaires, les poulmons se dilatent & se resserrent alternativement ; tous les organes qui servent à la respiration redoublent leurs efforts, pour chasser l'ennemi. N'est-il pas évident que ce branle général de tous les ressorts de la poitrine, que ces secousses réïtérées doivent presser les vaisseaux, foüetter les humeurs, ranimer la circulation, & dégorger les glandes embarrassées par une lymphe épaisse & grossiére, ou bien par la matiere des crachats, comme il arrive dans des rhumes où l'expectoration n'a pas eu un cours entier & parfait ?

S'il est vrai, comme je me flatte de l'avoir démontré, que l'Hydropisie de poitrine est, en certains cas, susceptible de guérison radicale, il faut convenir aussi qu'il seroit téméraire d'y aspirer, lorsqu'elle doit sa naissance à des obstructions invétérées, à des duretés considérables des lobes pulmonaires, ou lorsque les glandes lymphatiques, répanduës çà & là dans la poitrine, sont devenuës squirrheuses & fort tuméfiées. Telles étoient (qu'il me soit permis de le rappeller ici avec douleur) les Hydropisies des illustres Magistrats que nous avons perdus il n'y a pas long-tems de cette maladie ; & si la Médecine, assemblée pour la plûpart d'eux, n'eut pas recours à la ponction, négligée dans toute la Médecine & inconnuë jusqu'à nos jours dans cette Province, elle eut du moins, dans l'ouverture des Cadavres, la triste satisfaction de voir, conformément à ses décisions, qu'elle n'auroit jamais pû les guérir radicalement. Il ne faut pas attendre la derniere extrémité pour pratiquer cette opération. Plus les eaux grofſiſſent, plus le poulmon s'affaiſe, & plus elles croupiſſent, plus il ſe durcit & ſe recoquille ; car ces eaux, par le ſéjour & par la chaleur naturelle des parties, deviennent acres & ſalées ; auſſi remarque-t'on conſtamment les pulmons des Hydropiques, arides & deſſechés, à peu près comme s'ils avoient été macerés dans l'eau ſalée.

D'ailleurs, il faut remarquer que plus on retarde cette opération, plus le ſang s'appauvrit & devient groſſier, parce qu'on le prive des impreſſions ſalutaires qu'il doit recevoir de la reſpiration. Pour mettre cette vérité à la portée de tout le monde, il faut obſerver : 1o. Que le ſang arrive dans les poulmons appauvri, & depouillé pour ainſi dire de tout ce qu'il y a de plus ſpiritueux & de plus balſamique, parce qu'il a déja fourni, dans ſa carriere générale, aux beſoins de toutes les parties du Corps humain : 2o. Que la nature affecte pourtant de faire paſſer dans les poulmons toute la maſſe du ſang dans cet état d'appauvriſſement. Ces deux réfléxions n'annoncent-elles pas qu'elle a quelque grand deſſein dans ce paſſage ? Mais quel autre pourroit l'animer, que celui d'y perfectionner le ſang, de lui réparer les pertes qu'il a faites, & de le mettre à portée de ſe répandre de nouveau dans toutes les routes de la circulation, pour y fournir à toutes les ſécrétions, & aux différens beſoins de toutes les parties qui ſe renouvellent ſans ceſſe? Auſſi les Anatomiſtes ont-ils obſervé, que le ſang eſt, contre la régle ordinaire des autres parties, beaucoup plus rouge & beaucoup plus animé dans ſa ſortie du poulmon, qu'il ne l'étoit dans ſon entrée.

Je ne dirai rien ici de la méchanique, dont la nature ſe ſert pour l'exécution de ce grand Ouvrage; car outre que les ſentimens ſont fort partagés là-deſſus, la déciſion de ce point, nous eſt inutile dans le cas préſent, puiſqu'il nous ſuffit de ſçavoir que la reſpiration opére de ſi grands effets pour devoir nous hâter de la rétablir, & d'évacuer par la Ponction des ſéroſités qui en altérent les mouvemens. Le plus ſûr est donc de la pratiquer, dès qu'on connoît le lieu de l'épanchement, & qu'on présume sur de bons fondemens, qu'il y a assez de sérosités pour ne pas offenser les poulmons par le troicar. Pour mieux éviter cet accident; il est bon, suivant le conseil d'un grand homme, de ne le plonger dans la Poitrine, que lors que le poulmon se reserre, c'est-à-dire, dans le moment de l'expiration.

S'il n'y a des eaux que dans l'un des côtés; on voit bien qu'il ne faudra qu'une seule Ponction; mais s'il y en a dans tous les deux, il faudra en faire une dans chacun. On ouvrira d'abord celui qu'on soupçonnera le plus plein, ce qu'on pourra présumer par l'enflure des extrémités qui est ordinairement plus grande dans celles qui répondent au côté où il y a le plus de sérosité: après quoi on pourra s'assûrer s'il y a des eaux dans l'autre côté de la poitrine; car le Malade seroit, après la premiere ponction, dans la nécessité de se coucher du côté plein, ou du moins dans l'impossibilité de rester long-tems couché sur le côté vuide, auquel cas on ne balancera pas de faire la seconde ponction, après avoir laissé, si la foiblesse du Malade le requiert, un intervale convenable. Si les eaux sont épanchées dans la duplicature de la pleure, l'opération doit être pratiquée de la même façon ; mais si elles sont renfermées dans la duplicature du médiastin, on ne peut les évacuer qu'en appliquant le trépan sur le sternum. J'avoüe que cette opération est très-délicate & très-douloureuse, mais aussi n'avons-nous pas d'autres remédes pour soulager ces Hydropiques. De grands Maîtres de l'Art l'on tentée avec succès pour évacuer du pus qu'ils soupçonnoient renfermé dans cette membrane ; pourquoi donc ne la tenteroit-on pas pour vuider les eaux qui s'y épanchent ?

L'opération faite, il faut mettre tout en œuvre pour prévenir le retour de l'épanchement qui seroit inévitable, si l'on n'attaquoit, par l'usage des remédes internes, le mal dans sa cause & dans son principe. Dans cette vûë il faut s'attacher ; 1o. à détruire les embarras des glandes de la poitrine ; 2o. à rétablir les évacuations dont la suppression a pû y donner lieu; 3o. à détourner enfin de la poitrine, les sérosités qui surnagent dans la masse du sang, en les portant vers les autres couloirs : voilà les trois indications principales qui renferment tout le systême de la curation.

1o. Il arrive presque toûjours que les obstructions des glandes sont une suite du mauvais caractere du sang, de sorte que pour détruire bien efficacement ces embarras, il faut en rectifier la mauvaise qualité : sans ce préalable nécessaire, les obstructions ne céderoient jamais, parce que le sang fourniroit toûjours aux vaisseaux, déja obstrués, des humeurs d'un mauvais caractere, qui ne manqueroient pas d'en entretenir le cours.

Or, ces remédes doivent être differens, suivant la mauvaise qualité du sang. S'il est infecté de quelque levain particulier, il faut se servir des remédes qui sont destinés pour le combattre, & qui ont plus de proportion avec l'humeur qui en eſt infectée ; mais s'il ne manque ſimplement que par trop de groſſiereté, il faudra mettre en uſage les apéritifs. Je commence ordinairement par les plus doux, pour y accoutumer inſenſiblement le ſang, & pour ne pas le porter avec trop de violence vers les poulmons, qui en reçoivent eux ſeuls dans chaque contraction du cœur, autant que toutes les autres parties enſemble. Je paſſe de-là aux bouillons de cochlearia & de cloportes, dont je ne ſçaurois aſſez vanter les effets, & j'ai recours enfin s'il le faut, au fer & au mercure.

Cette methode d'aller ainſi de degré par degré dans la diſtribution des apéritifs, n'eſt pas ſeulement la plus ſûre & la moins dangereuſe, (ſur tout dans les maladies de la poitrine, dont la délicateſſe ne permet pas qu'on hâte trop vivement les embarras qui s'y forment) elle eſt encore la plus efficace contre toutes ſortes d'obſtructions, parce qu'en humectant d'abord le ſang, les humeurs qu'il répand après dans les couloirs & dans les glandes, devenuës plus dociles & plus coulantes, pénétrent dans les plus petits vaisseaux capillaires, & vont humecter celles qui formoient les embarras. Celles-ci mouillées à plusieurs reprises, se ramolissent & se détachent insensiblement des parois, des vaisseaux où elles commençoient à se coller. Les bouillons de cochlearia & de cloportes, placés ensuite à propos, brisent sans effort ces humeurs déja préparées, & les réduisent en de plus petites molecules ; enfin, le fer & le mercure achevent l'ouvrage par leur masse, & rompent entiérement la digue. Les vaisseaux, devenus plus libres, reprennent insensiblement leur ressort, & remettent ces humeurs dans les routes de la circulation.

2°. Il faudra prendre une autre route si, comme il arrive très-souvent, l'Hydropisie de poitrine survient après un rhume long & violent, par la suppression des crachats. Il est essentiel dans ce cas de réta-

rétablir le cours de l'expectoration par l'uſage des remédes appropriés ; car non ſeulement on a l'avantage par là de dégorger les glandes embarraſſées par la matiére des crachats, on a encore celui d'ouvrir aux ſéroſités qui ſurnagent dans la maſſe du ſang, une route vers le dehors, & de prévenir ainſi qu'elles ne s'épanchent dans l'intérieur de la poitrine.

3°. J'ai dit enfin, qu'il falloit détourner de la poitrine les ſéroſités qui ſurnagent dans la maſſe du ſang, en les portant vers les autres couloirs ; & cette diverſion eſt ſur tout néceſſaire bien-tôt après l'opération, parce que les ouvertures des tuyaux ſanguins & limphatiques n'ayant pas eu encore le tems de ſe fermer, les ſéroſités trouvent alors une pente aiſée vers la capacité de la poitrine qui en favoriſe l'épanchement.

Nous avons déja parlé plus haut des remédes qui ſont propres pour cette diverſion. Je me contenterai de remarquer ici qu'il n'eſt pas néceſſaire d'emploïer alors les hydragogues puissans, ou du moins d'y recourir frequemmment, & qu'il suffit de purger de tems en tems le Malade avec des remédes doux, & proportionnés à l'état de ses forces, & au plus ou moins de facilité qu'il peut avoir pour la purgation.

Mais il est tems de finir cet ouvrage, il résulte de ce qui a été dit dans cette derniere section, qu'il faut nécessairement, lorsque l'Hydropisie de poitrine est bien caractérisée, avoir recours à la ponction, non pas comme à un remède qui puisse par lui-même opérer une guérison radicale, mais comme à un prélude nécessaire pour appliquer ensuite les remédes internes avec fruit. Tout invite à pratiquer en pareil cas cette opération, & rien ne peut en éloigner; d'un côté la certitude d'une mort prochaine si on ne la pratique pas, de l'autre un soulagement certain si on la pratique. Quelle raison alleguer contre une raison si victorieuse? seroit-ce la délicatesse & la cruauté de cette opération? Je sçai bien que le Public s'en forme une idée propre à l'effraïer; que percer une poitrine eſt une choſe à ſes yeux bien délicate, difficile & barbare même : préjugé d'autant plus funeſte, qu'il éloigne ſouvent les Malades d'un reméde ſi ſalutaire. Il eſt donc de l'interêt du Public de le deſabuſer à cet égard, & de l'exciter à ne pas ſe rebuter d'une opération, qui, de toutes celles de la Chirurgie, eſt la plus ſimple, la plus aiſée & la moins douloureuſe. Une ſaignée tant ſoit peu difficile, demande plus de dextérité que la ponction; & ſi cette opération a quelque relief, elle le doit tout entier à ſa rareté. Seroit-ce enfin, l'impoſſibilité de la guériſon radicale? Mais quand même cela ſeroit ainſi, doit-on compter pour rien de ſoulager des Hydropiques qui ſont ſur le point d'être ſuffoqués, & de les arracher à une mort pour ainſi dire préſente? Mais d'ailleurs, je me flâte d'avoir démontré par des raiſonnemens ſolides, qu'il eſt des cas où l'on peut aſpirer à la guériſon radicale. Cependant comme le raiſonnement n'eſt jamais ſi perſuaſif que lorſqu'il eſt marqué au ſceau de l'expérience, voici quelques obſervations ſur l'Hydropiſie de poitrine, parmi leſquelles il y en a du moins une qui perſuadera les plus incrédules, & qui m'oblige à conclure en finiſſant, conformément au titre de cet Ouvrage, qu'il eſt toûjours bon de pratiquer la ponction dans le cas d'une pareille Hydropiſie, & qu'il en eſt certains où l'on peut aſpirer à la guériſon radicale.

PREMIERE OBSERVATION;

Sur l'Hydropiſie de poitrine proprement dite.

LE Révérend Pere Benoiſt Capucin, ancien Provincial de ſon Ordre, âgé de près de quatre-vingt ans, mais d'un tempérament encore fort robuſte, fut attaqué ſur la fin du mois d'Avril 1734. d'un rhume un peu violent qui ſe termina le quatriéme jour, après trois petites ſaignées, par une expectoration fort abondante. Les crachats furent toûjours d'un fort bon caractere, blanchâtres inſipides, tels en un mot qu'on les rend dans un rhume ordinaire, & durérent pendant fort long-tems, ſans qu'il ſe paſſât. D'ailleurs rien de ſingulier ; ils tarirent enfin entierement vers la fin du mois de Juin, au grand préjudice du Malade qui ne fut pas long-tems ſans ſentir une grande difficulté de reſpirer, laquelle me fit ſoupçonner & déclarer même à toute la Communauté, qu'elle aboutiroit à un épanchement de féroſités dans la capacité de la poitrine. L'événement juſtifia mes ſoupçons, & tous les ſymptomes, qui accompagnent pour l'ordinaire cette maladie, ſe preſentérent chacun dans ſon rang, à peu près dans le même ordre dans lequel je les ai détaillés dans ma Deſcription, de ſorte que l'épanchement ſe fit inſenſiblement, & de degré par degré.

L'Hydropiſie du côté droit étant bien caractériſée, je déclarai aux R. P. Capucins que je n'avois plus rien à tenter que la ponction, que Meſſieurs de Bourdeu & de la Baig mes Confreres, proposérent aussi dans une Consultation où ils furent appellés, sans qu'il y eût aucune discussion. Elle fut faite le même jour en notre presence, le Malade en fut d'abord soulagé, il toussâ & crachâ beaucoup : ce crachement dura même quelque tems, mais il ne laissa pourtant pas d'être oppressé considérablement pendant plus de quatre mois. Il ne pouvoit se tenir long-tems couché sur le côté gauche, ni faire le plus petit exercice, sans sentir une oppression violente ; & ce ne fut qu'après l'usage des remédes internes qu'il prit pendant plus de cinq mois, sans aucune interruption, qu'il fut entierement dégagé.

Je m'attachai d'abord, par la raison que j'ai exposée, page 65. à entretenir le cours des crachats, en mettant le Malade dans l'usage d'une tisanne béchique & pectorale, & des autres remédes pectoraux les plus efficaces ; mais l'oppression & l'impossibilité de rester long-tems couché sur le côté gauche, persistant encore dans la même violence, je présumai que les glandes du poulmon étoient encore fort gonflées ; ce qui me détermina à ajoûter à l'usage des pectoraux celui des apéritifs, parmi lesquels le cochlearia & les cloportes tenoient le premier rang. Le Malade se trouvant bien de l'usage des apéritifs, je lui fis prendre pendant long-tems des pillules ferrées & mercurielles, qui consommérent l'ouvrage de sa cure. Par le moïen de ces remédes dont il usa pendant long-tems, l'oppression se dissipa, le Malade pût se coucher de tous côtés avec son aisance naturelle : il a été en état de faire de grands voïages à pied, sans sentir la moindre oppression, de dire la Messe, & de remplir tous les autres exercices de pieté, avec une assiduité édifiante.

Il mourut en mon abscence d'un accident inopiné. Mes Confreres qui eurent le soin & l'attention de faire faire l'ouverture du Cadavre, ont rapporté qu'ils n'avoient point trouvé de sérosités dans la poitrine, que le poulmon droit étoit véritablement un peu plus gonflé que le gauche : (ce qui arrive toûjours quand l'un des lobes du poulmon a été atteint de quelque inflammation, sur tout au lobe droit, qui, suivant les remarques de M. Winslou, est naturellement un peu plus grand que le gauche ;) mais qu'après des recherches bien exactes, ils n'avoient trouvé dans la poitrine ni glandes, ni tubercule, ni dureté d'aucune espece, ni quoique ce soit enfin qui pût faire craindre la récidive.

SECONDE OBSERVATION.

Le Frere Pino habile Apotiquaire des R. P. Jésuites du Collége de Pau, fut atteint, il y a vingt ans ou environ, d'une legére difficulté de respirer, dont il ne fit aucun cas dans le commencement. Elle fit pourtant des progrès si rapides, qu'elle se termina peu de tems après par un épanchement de sérosités dans le côté droit de la poitrine, accompagné de tous les symptomes que j'ai détaillés dans ma Description ; mais entr'autres choses d'une tension violente sur la région du du foïe. L'Hydropiſie étant bien caractériſée, je demandai une conſultation, dans laquelle je déclarai que le Malade étoit Hydropique du côté droit, & qu'il falloit en venir à la ponction. Les Conſultans furent d'un avis tout oppoſé, ils prétendirent que cette tenſion, qui ſe faiſoit ſentir ſur la région du foïe, étoit l'effet d'un ſquirrhe qui occupoit ce viſcére. Ils attribuérent à cette tumeur l'oppreſſion & tous les ſymptomes dont le Malade étoit travaillé, propoſérent des emplâtres réſolutifs pour en procurer la fonte, & par une ſuite néceſſaire, rejettérent la ponction. Le Malade mourut peu de jours après. Dans l'ouverture qui fut faite du Cadavre, nous trouvâmes, comme je l'avois dit, le côté droit de la poitrine inondé de ſéroſité, & le foïe dans ſon état naturel. Je ramenerai bien-tôt cette obſervation au but que je me ſuis propoſé dans cet ouvrage.

TROISIE'ME OBSERVATION.

Le Sieur la Beneſie, Habitant de

cette Ville, d'un tempérament robuste, fut attaqué dans le commencement de l'Hyver dernier, d'une fluxion sur la poitrine, qui se termina peu de jours après par la voïe des crachats. A peine fut-il libre de fiévre & de son oppression, qu'il alla à la chasse & à la pêche, malgré les rigueurs de la saison qui étoit des plus cruelles. Cette mauvaise conduite lui attira une suppression de crachats. La difficulté de respirer se réveilla bien-tôt après, & se termina enfin par un épanchement de sérosités, dans les deux côtés de la poitrine. Je n'ai jamais vû aucun Hydropique aussi oppressé que celui-là, il ne pouvoit se coucher ni à plat, ni de côté, il étoit obligé de rester le jour & la nuit sur son séant, avec ceci de particulier, qu'il ne panchoit jamais son corps ni à droite, ni à gauche : les pieds, les jambes, les mains & les bras, devinrent œdémateux, & son pouls étoit inégal, enfoncé, & fort intermitent.

Je fus appellé pour consulter avec de très-habiles Médecins, & je prétendis qu'il y avoit des eaux épanchées dans les deux côtés de la poitrine, & qu'il falloit en venir à la ponction : mais le grand nombre l'emporta, & elle fut entiérement rejettée. Le Malade mourut quelques jours après ; nous trouvâmes dans l'ouverture du Cadavre qui fut faite publiquement, des sérosités dans les deux côtés de la poitrine, & quelque peu de sérosité laiteuse dans le bas ventre qui s'y étoit épanchée depuis peu de jours.

Je trouve dans ces deux derniéres observations, toutes stériles qu'elles paroissent, la preuve de ce que j'ai avancé plus haut, page
Sçavoir, que l'Hydropisie de poitrine est quelquefois la suite des obstructions légéres & naissantes, & qu'elle se forme dans les tempéramens même les plus robustes, après des rhumes où l'expectoration n'a pas eu un cours bien libre.

Celle du Frere Pino & du Sieur la Benesie, étoient de ce caractere. Le premier devint Hydropique après une légére oppression, dont il n'avoit jamais ressenti jusqu'alors la moindre attaque, & l'on peut préſumer que celle de la Beneſie étoit une ſuite de l'embarras des glandes de l'expectoration, occaſionné par la ſuppreſſion des crachats.

Il me ſemble qu'on auroit pû ſe flater, après avoir vuidé les eaux par la ponction, de guérir radicalement ces deux Hydropiques : car enfin, il n'étoit pas queſtion ici de fondre après l'opération, des tumeurs, des ſquirrhes & des duretés d'aucune eſpéce, puiſque nous ne trouvâmes dans l'ouverture des Cadavres, aucun vice ſenſible dans les ſolides. Il s'agiſſoit ſeulement dans le Frere Pino d'enlever des obſtructions légéres & naiſſantes, & de remettre dans les routes de la circulation des humeurs qui n'avoient pas encore eu le tems de ſe durcir dans leurs vaiſſeaux ; ouvrage qui n'eſt pas impoſſible que la Médecine opere encore tous les jours, ſur tout lorſque le ſang n'eſt pas infecté, comme il ne l'étoit pas dans le cas préſent, d'aucun levain particulier.

A l'égard de Labeneſie il étoit, pour la cauſe antécédente de ſon Hydropiſie, dans le même cas que le Pere Benoiſt qui venoit d'en être guéri radicalement, avec cette difference même qu'il étoit beaucoup plus jeune que lui. Je laiſſe aux perſonnes éclairées, le ſoin de décider, s'il n'eſt pas vrai-ſemblable qu'on auroit pû, après avoir donné par la ponction du jour & de l'eſpace aux poulmons, dégorger par l'uſage des remédes pectoraux, les glandes de l'expectoration chargées de la matiere des crachats, déboucher inſenſiblement par l'uſage des apéritifs ménagés avec art, tous les tuyaux obſtrués, rétablir en un mot l'équilibre entre les fluides & les ſolides, & le mener après comme le Pere Benoiſt à la guériſon radicale.

FIN.

Rapport de Messieurs Pousse le pere, & Bourdelin l'aîné, D. R. en la Faculté de Médecine, en l'Université de Paris.

NOus avons examiné par ordre de la Faculté, un Manuscrit qui a pour titre : *Dissertation sur l'Hydropisie de Poitrine, dans laquelle, &c.* Le but que l'Auteur se propose, est d'encourager les Médecins à mettre plus souvent en usage la Ponction pour guérir cette maladie. Cet Ouvrage nous a paru fondé sur un raisonnement solide, sur l'observation tout-à-fait conforme à la bonne pratique, & capable également d'inspirer de la fermeté aux Médecins, & de la confiance aux Malades. Nous en croïons l'impression très-utile aux uns & aux autres. A Paris ce 16. Septembre 1736.

Signé, POUSSE & BOURDELIN.

Approbation de la Faculté de Médecine de l'Université de Paris.

SUr le rapport avantageux que Messieurs Pousse & Bourdelin, Docteurs Régents de la Faculté, ont fait du Livre intitulé : *Dissertation sur l'Hydropisie de Poitrine*, &c. Je consens qu'il soit imprimé. Fait à Paris le 25. Septembre 1736.

RENEAUME, *Doyen.*

APPROBATION.

J'Ai lû par ordre de Monseigneur le Garde des Sceaux, un Manuscrit qui a pour titre : *Dissertation sur l'Hydropisie de Poitrine, dans laquelle on s'attachera, &c.* L'Auteur de cet Ouvrage fait une description très-exacte de l'Hydropisie de Poitrine, & de ses differentes especes : tout ce qu'il en dit me paroît fondé sur des observations très-judicieuses & très-utiles, il est à desirer qu'elles puissent encourager les Médecins à faire faire plus souvent la ponction dans cette maladie, & que les succès heureux que l'Auteur en a vû, puissent inspirer aux Malades de la confiance pour cette opération: c'est pourquoi j'estime cet Ouvrage digne d'être imprimé. A Paris ce 10. Septembre 1736.

CASAMAJOR.

PERMISSION DU ROY.

LOUIS par la grace de Dieu Roi de France & de Navarre: A nos amez & feaux Conseillers les Gens tenans nos Cours de Parlement, Maîtres des Requêtes ordinaires de notre Hôtel, Grand Conseil, Prevôt de Paris, Baillifs, Sénéchaux, leurs Lieutenans Civils, & autres nos Justiciers qu'il appartiendra: SALUT. Notre bien amé le Sieur A***, Nous ayant fait supplier de lui accorder nos Lettres de Permission pour l'impression d'une *Dissertation sur l'Hydropisie de Poitrine*, offrant pour cet effet de l'imprimer ou faire imprimer en bon papier & beaux caracteres, suivant la feuille imprimée & attachée pour modele sous le contrescel des Presentes. Nous lui avons permis & permettons par ces Presentes, de faire imprimer ledit Livre ci-dessus spécifié, conjointement ou séparement, & autant de fois que bon lui semblera, & de le vendre, faire vendre & débiter

par

par tout notre Roïaume, pendant le tems de trois années consécutives, à compter du jour de la date desdites Presentes: Faisons deffenses à tous Libraires, Imprimeurs & autres personnes de quelque qualité & condition qu'elles soient, d'en introduire d'impression étrangere dans aucun lieu de notre obéïssance: à la charge que ces Presentes seront enregistrées tout au long sur le Registre de la Communauté des Libraires & Imprimeurs de Paris, dans trois mois de la date d'icelles; que l'impression de ce Livre sera faite dans notre Royaume & non ailleurs, & que l'Impetrant se conformera en tout aux Réglemens de la Librairie, & notamment à celui du dixiéme Avril mil sept cens vingt-cinq; & qu'avant que de l'exposer en vente, le Manuscrit ou Imprimé qui aura servi de copie à l'impression dudit Livre sera remis dans le même état où l'Approbation aura été donnée és mains de notre très-cher & féal Chevalier Garde des Sceaux de France le Sieur Chauvelin; & qu'il en sera ensuite remis deux exemplaires dans notre Bibliotheque publique, un dans celle de notre Château du Louvre, & un dans celle de notredit très-cher & féal Chevalier Garde des Sceaux de France le Sieur Chauvelin: le tout à peine de nullité des Presentes: Du contenu desquelles vous mandons & enjoignons de faire joüir l'Exposant ou ses ayans cause, pleinement & paisiblement, sans souffrir qu'il leur soit fait aucun trouble ou empêchement. Voulons qu'à la copie desdites Presentes, qui sera imprimée tout au long au commencement ou à la fin dudit Livre, foi soit ajoûtee comme à l'Original. Commandons au premier notre Huissier ou Sergent, de faire pour l'exécution d'icelles, tous actes requis & nécessaires, sans demander autre permission, & nonobstant Clameur de Haro, Chartre-Normande, & Lettres à ce contraires; CAR tel est notre plaisir. DONNE' à Compiegne le dixiéme jour du mois d'Août, l'an de grace mil sept cent trente-six, & de notre Regne, le vingt-uniéme. Par le Roy en son Conseil.

SAINSON.

Registré sur le Registre IX. de la Chambre Royale & Syndicale des Libraires & Imprimeurs de Paris, N°. 360. fol. 312. conformément au Reglement de 1723, qui fait défenses, art. IV. à toutes personnes de quelque qualité qu'elles soient, autre que les Libraires & Imprimeurs, de vendre, debiter & faire afficher aucuns Livres pour les vendre en leurs noms, soit qu'ils s'en disent les Auteurs ou autrement: Et à la charge de fournir les huit Exemplaires & le Manuscrit prescrits par l'Article 108. du même Réglement. A Paris le 6. Octobre 1736.

Signé, G. MARTIN, *Syndic*.

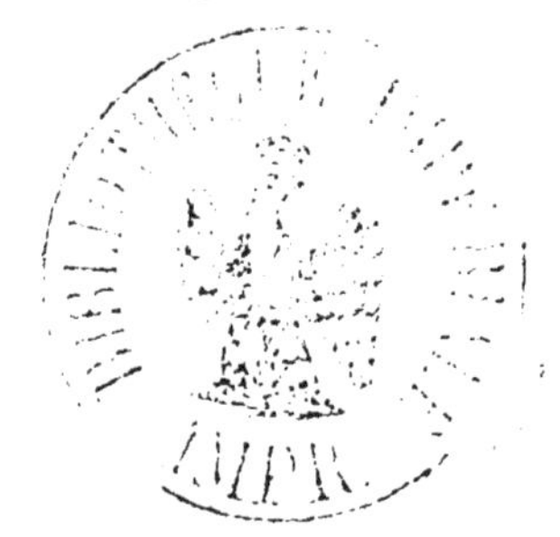

www.ingramcontent.com/pod-product-compliance
Ingram Content Group UK Ltd.
Pitfield, Milton Keynes, MK11 3LW, UK
UKHW020347180726
13839UKWH00002B/971